I0421874

www.ingramcontent.com/pod-product-compliance
Lightning Source LLC
Chambersburg PA
CBHW080422290526
45791CB00008BA/2375
* 9 7 8 1 0 7 3 7 1 4 8 1 0 *